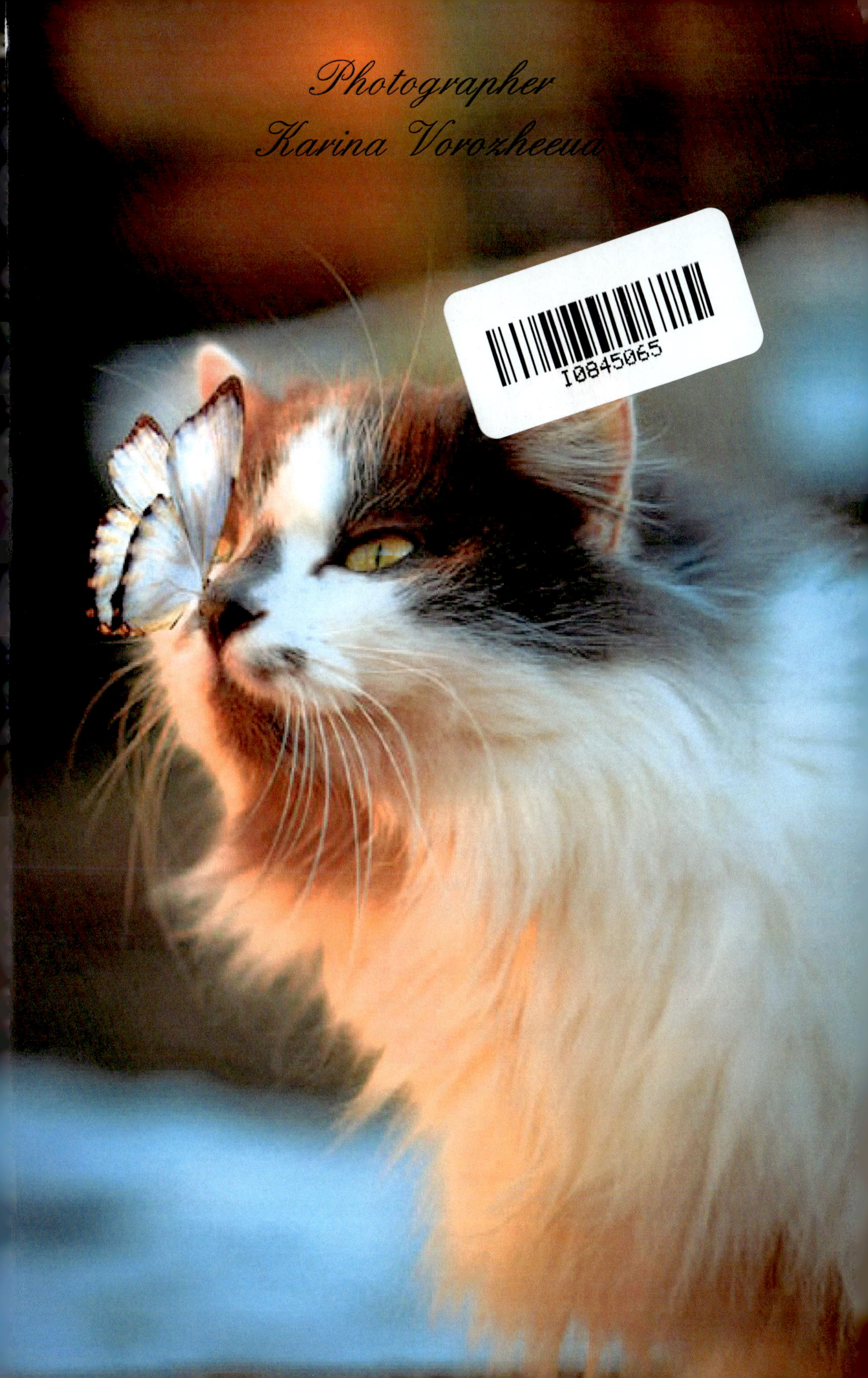
Photographer
Karina Vorozheeua
I0845065

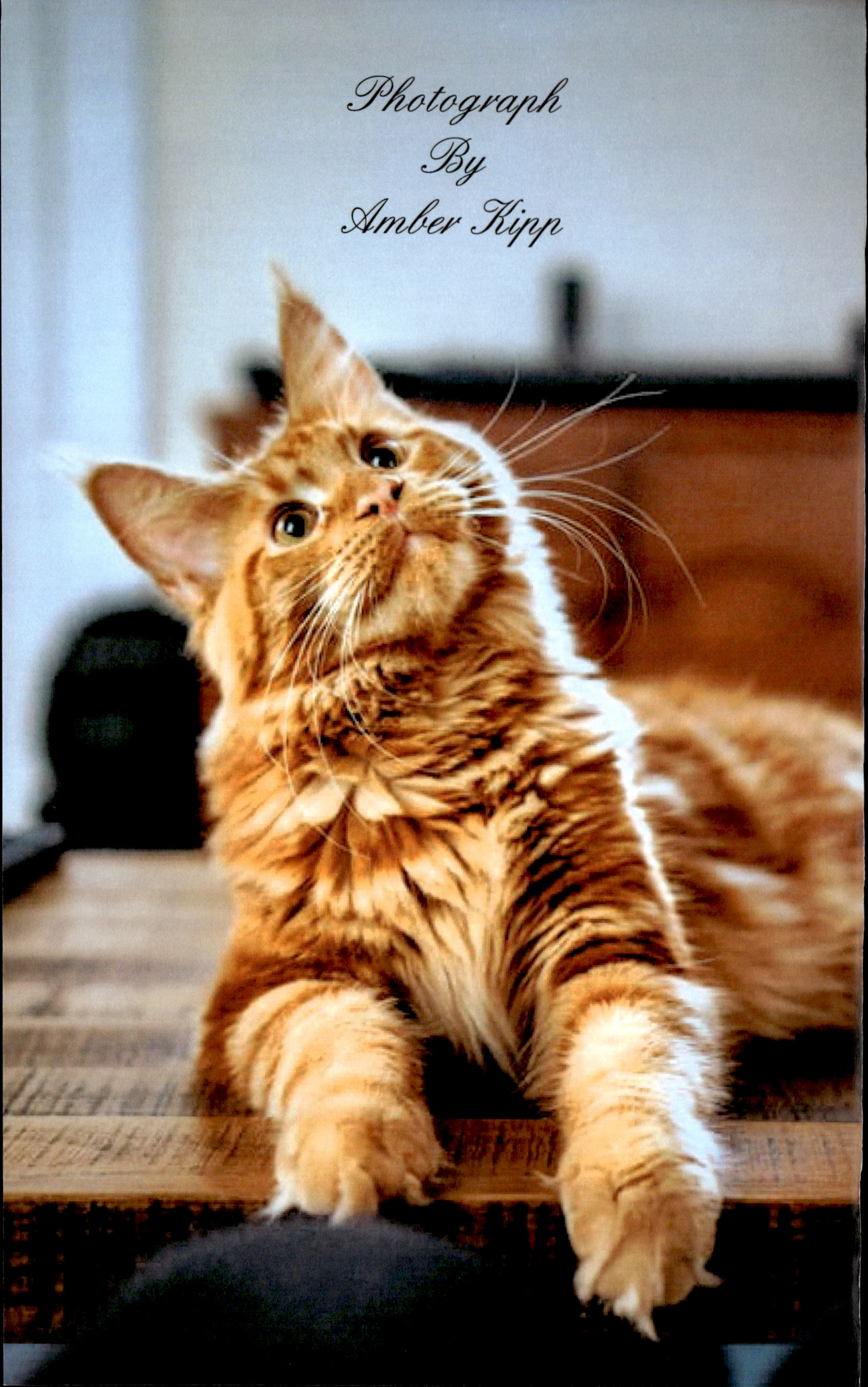
Photograph
By
Amber Kipp

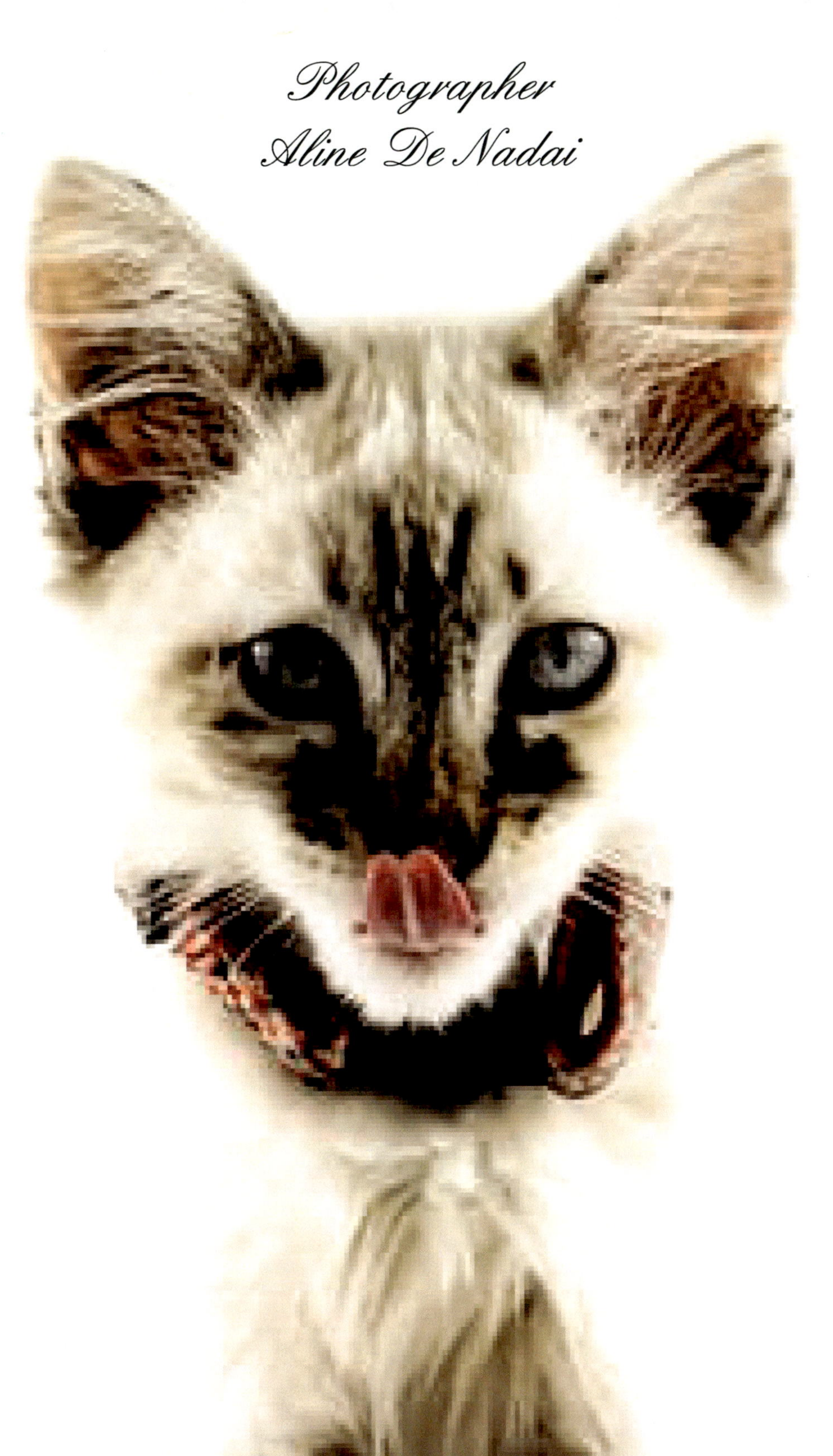


Photographer
Aline De Nadai

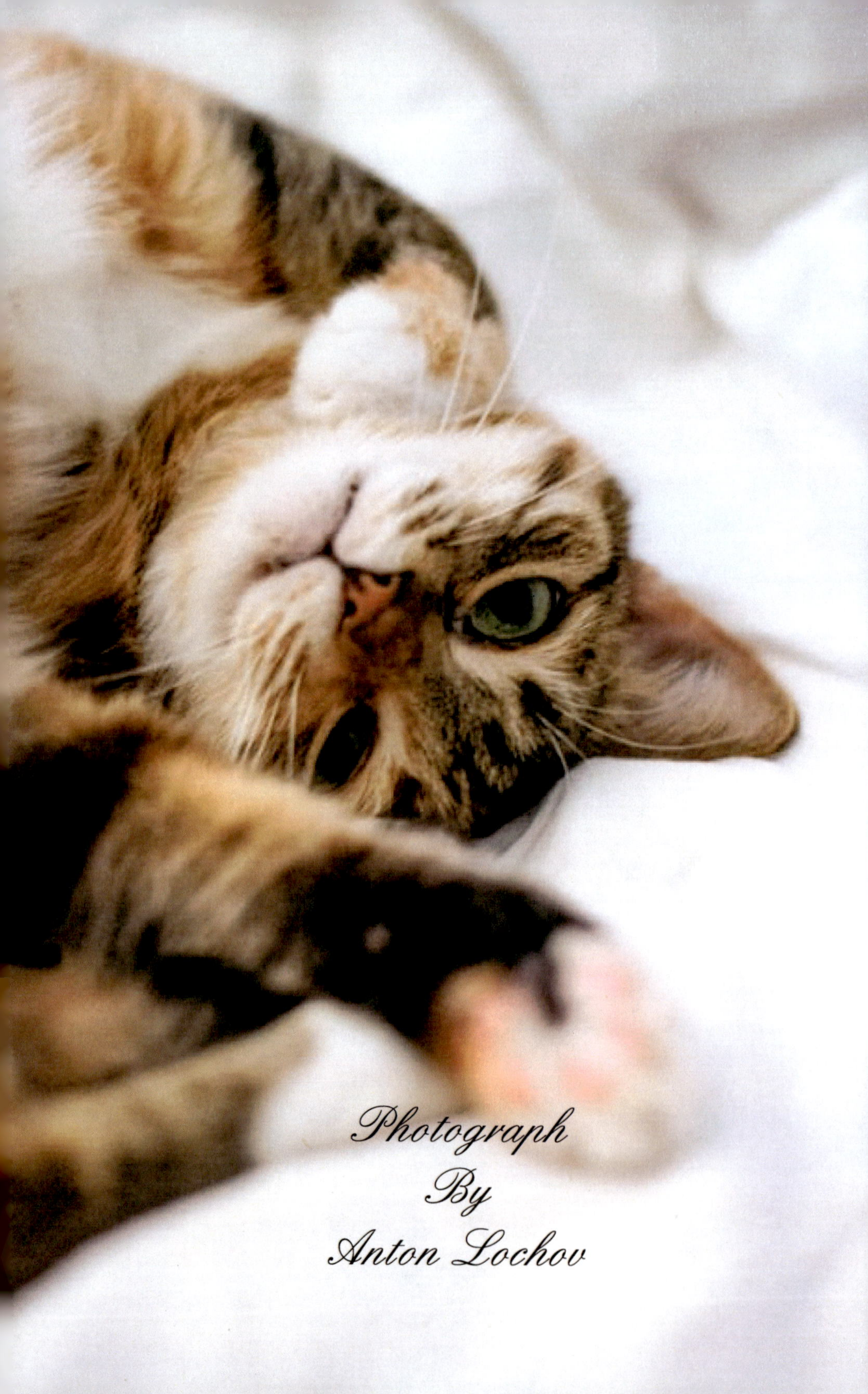
Photograph
By
Anton Lochov

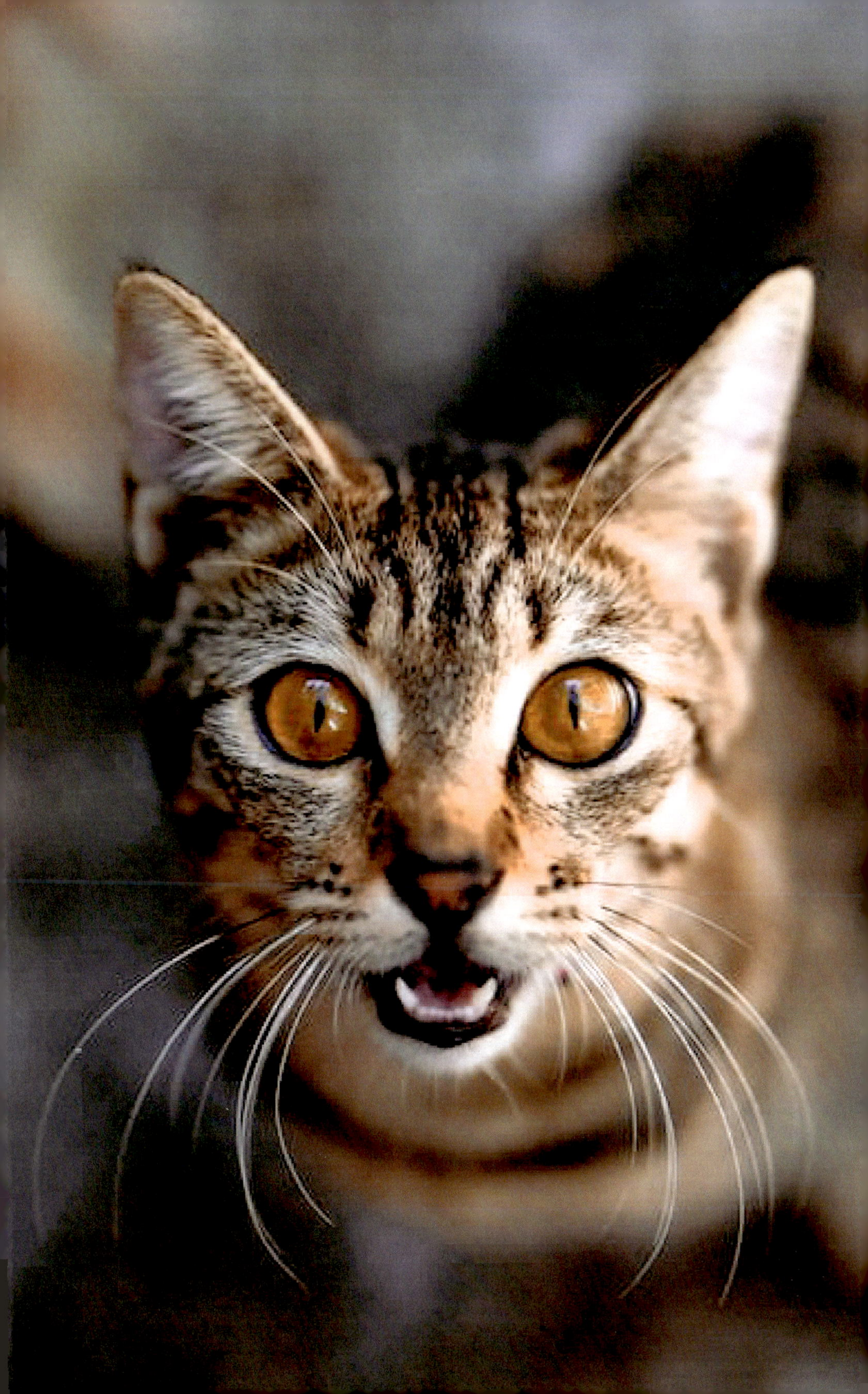

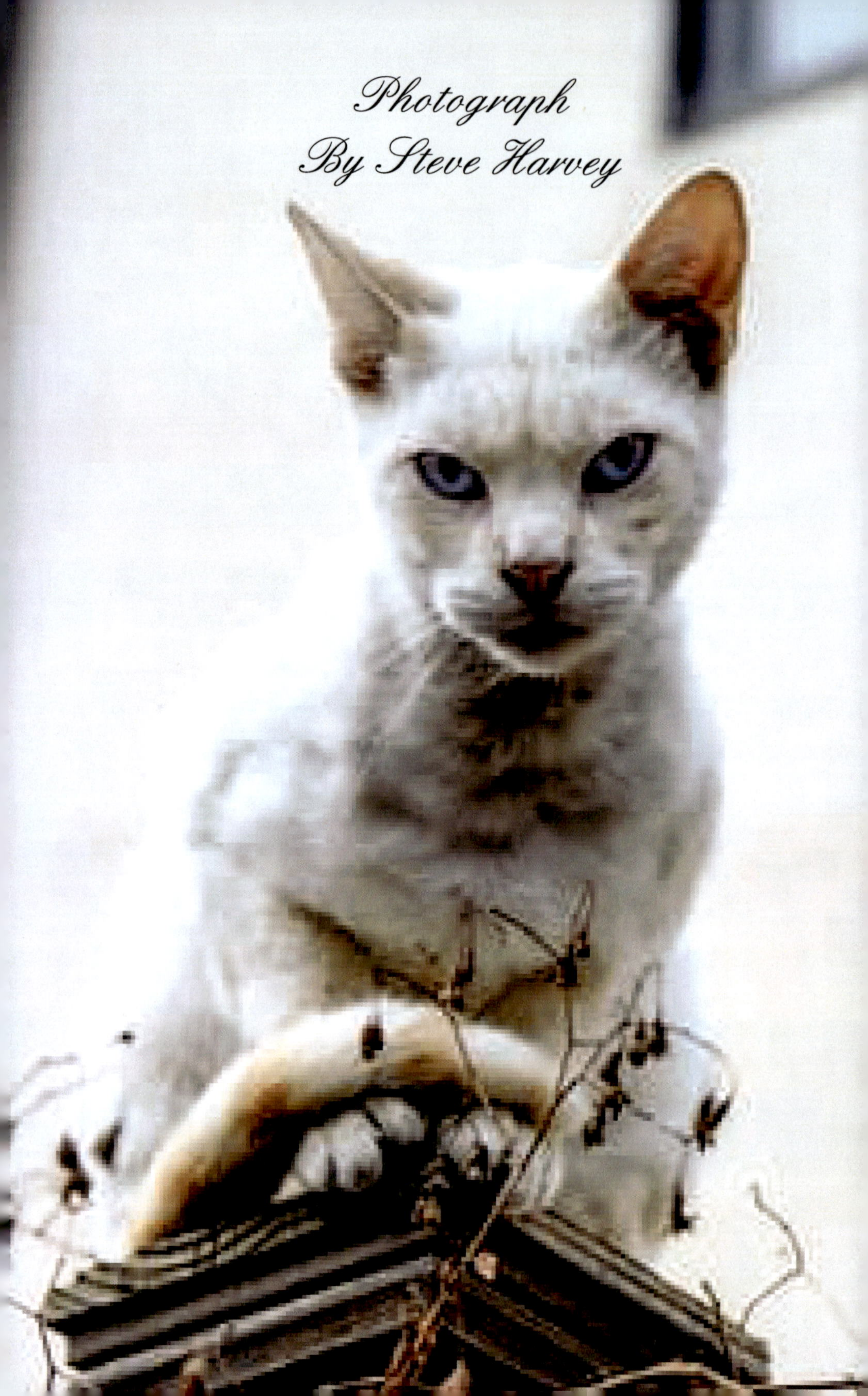
Photograph
By Steve Harvey

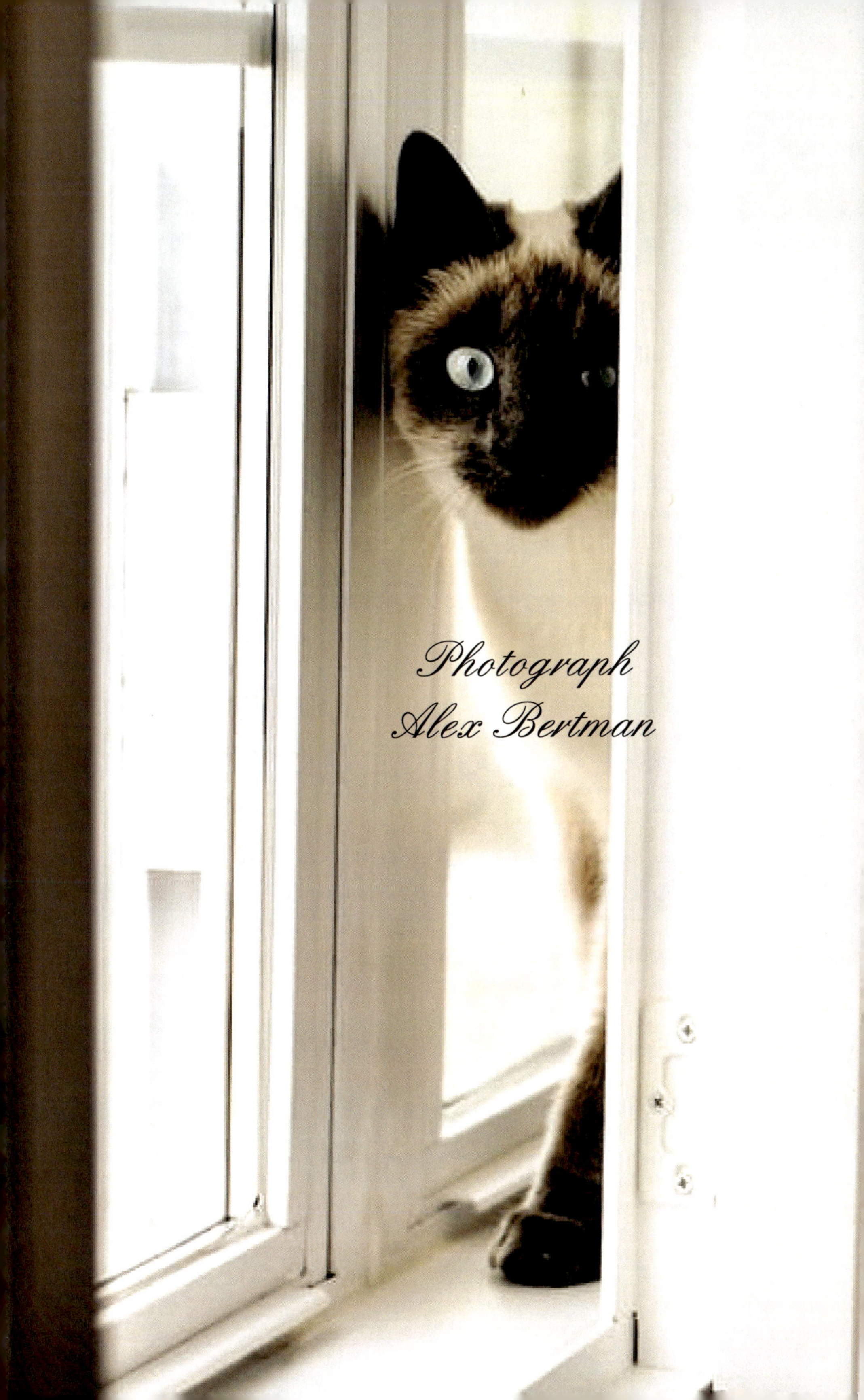
Photograph
Alex Bertman

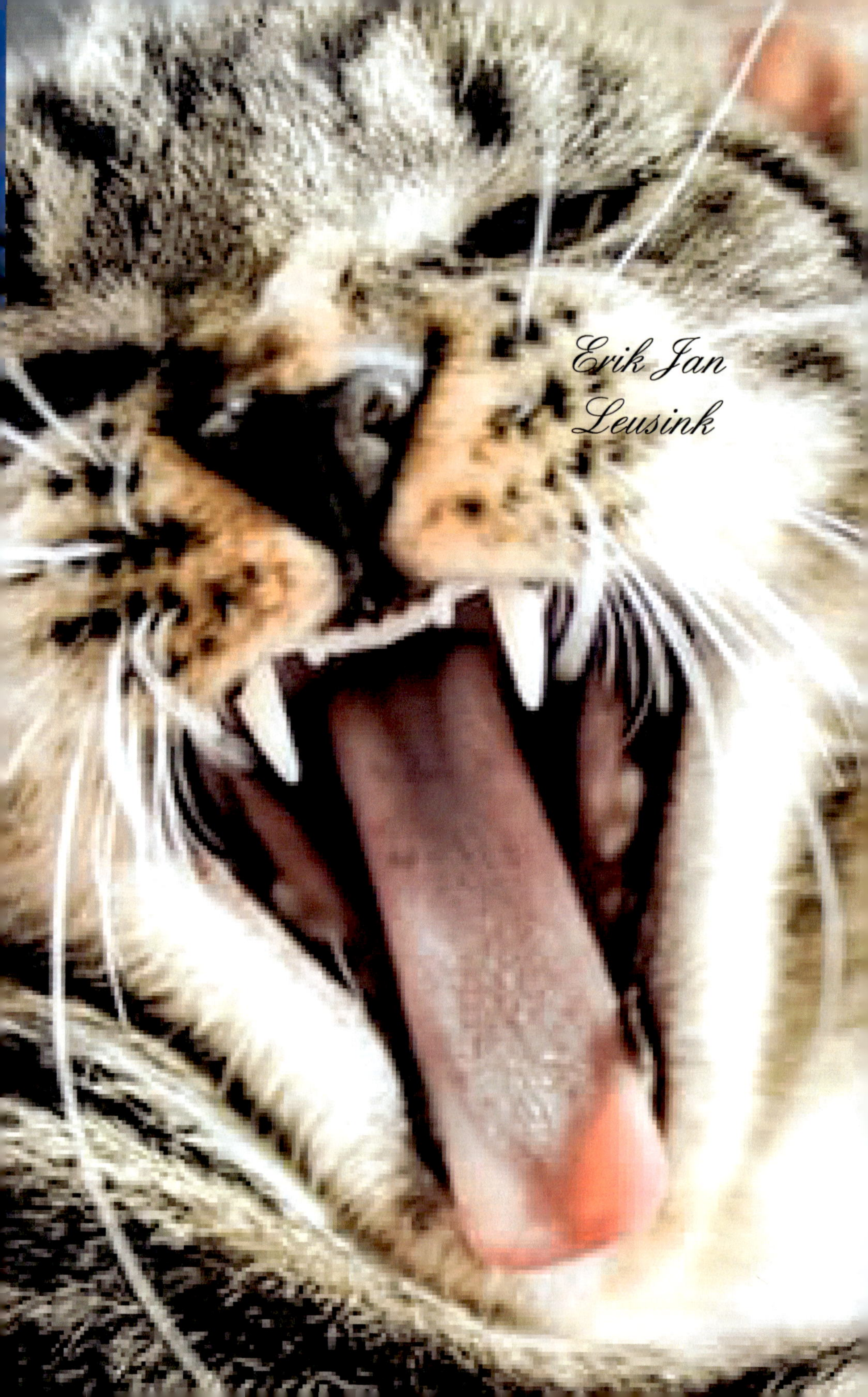

Erik Jan
Leusink

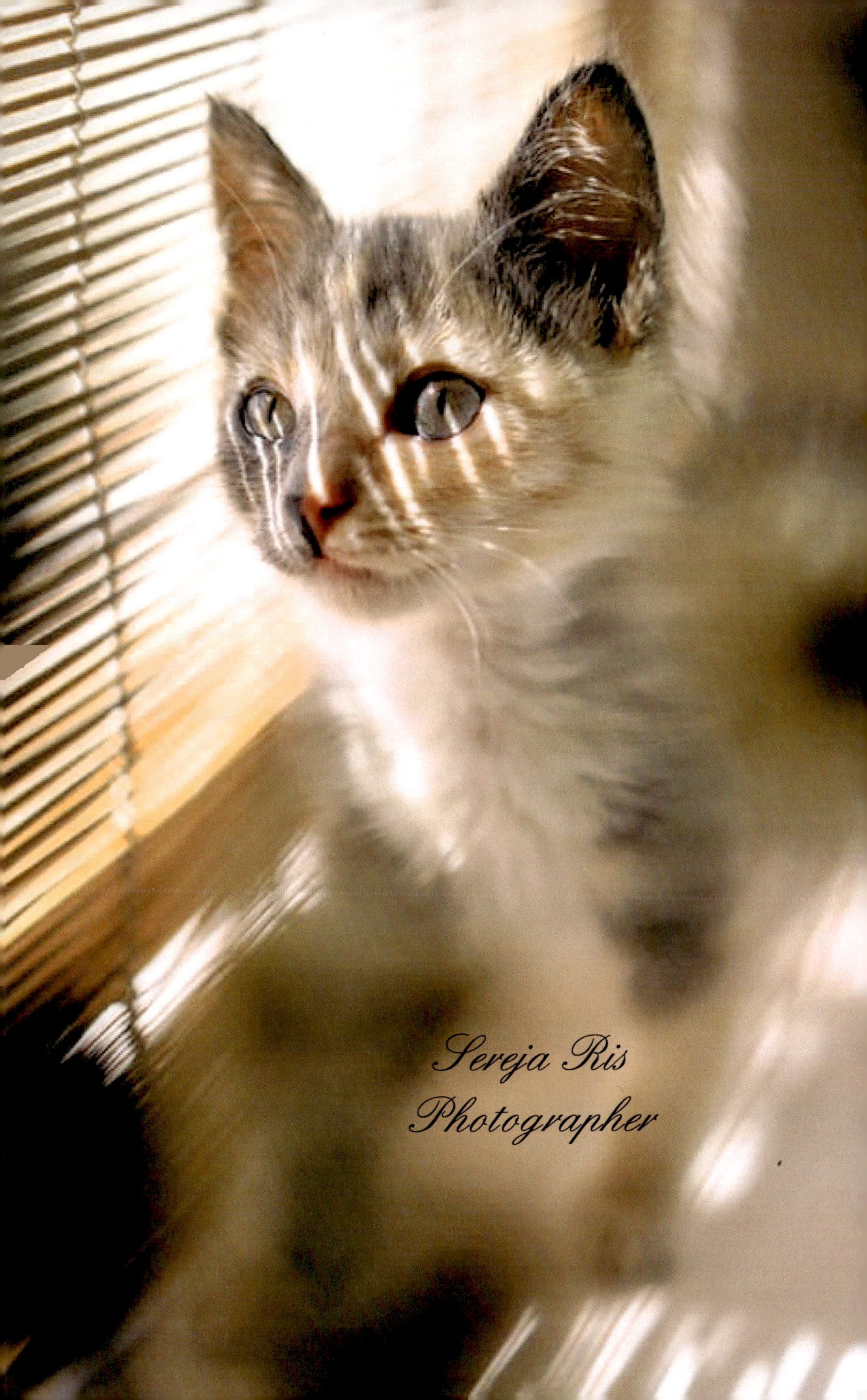
Sereja Ris
Photographer

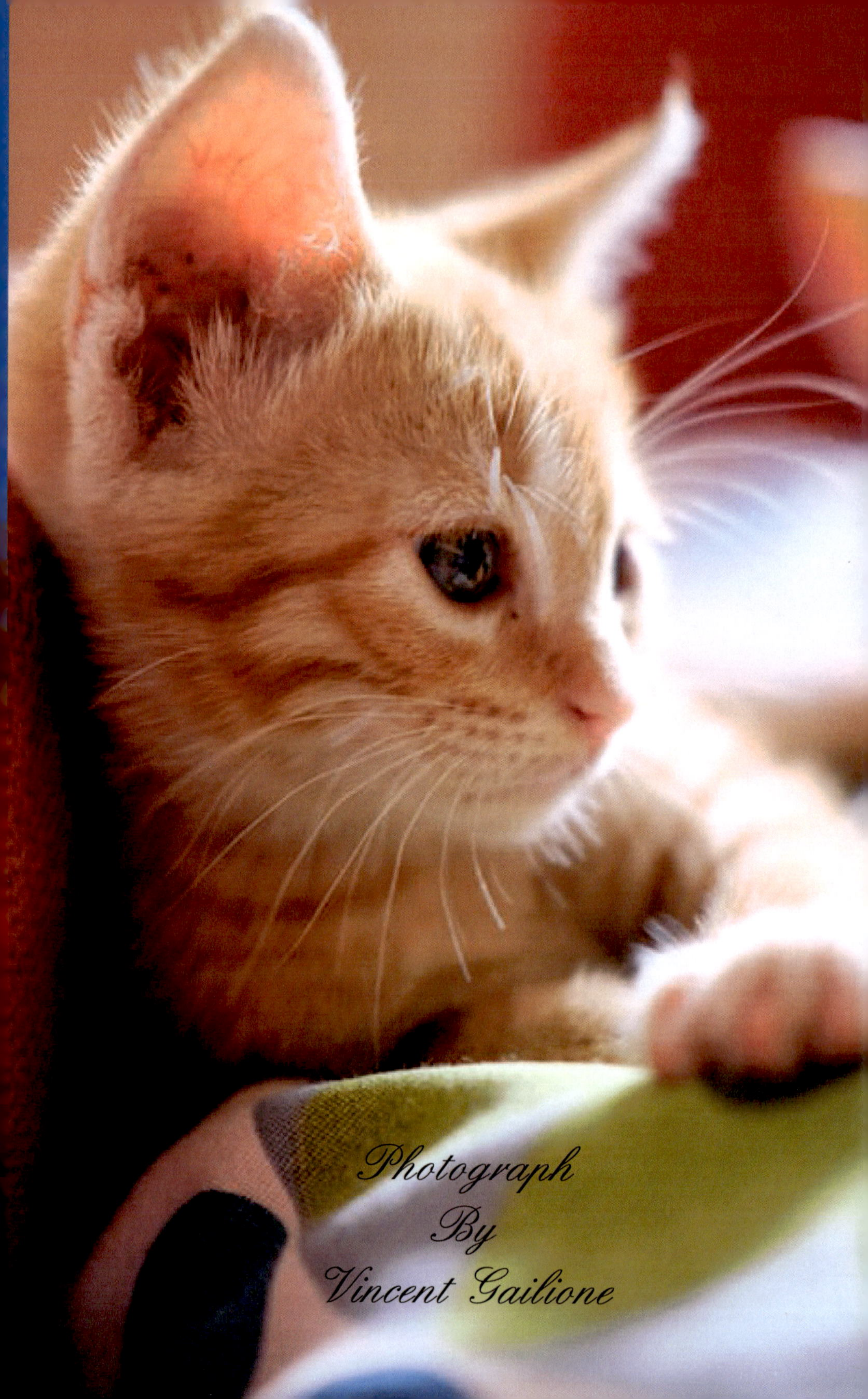
Photograph
By
Vincent Gailione

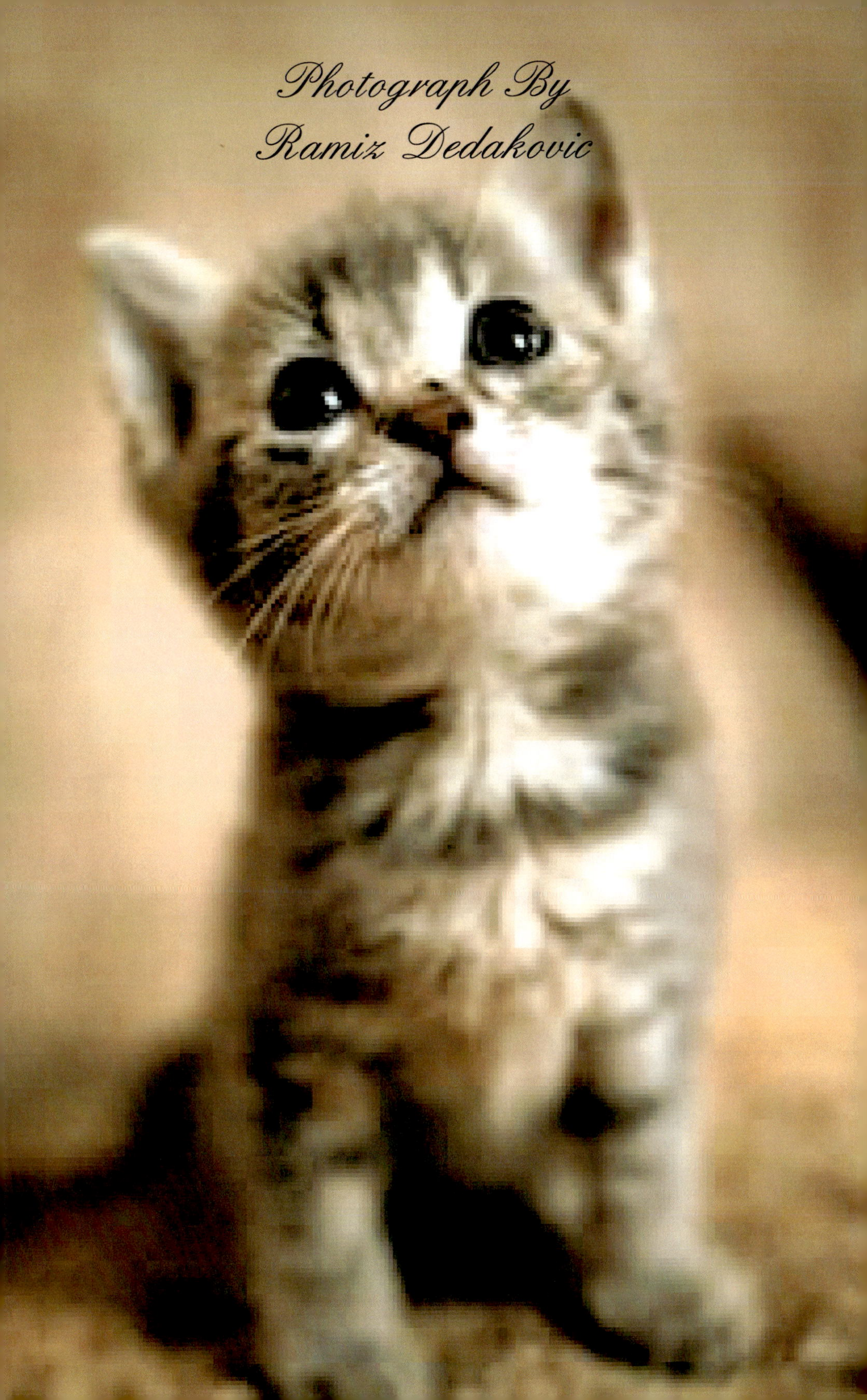
Photograph By
Ramiz Dedakovic

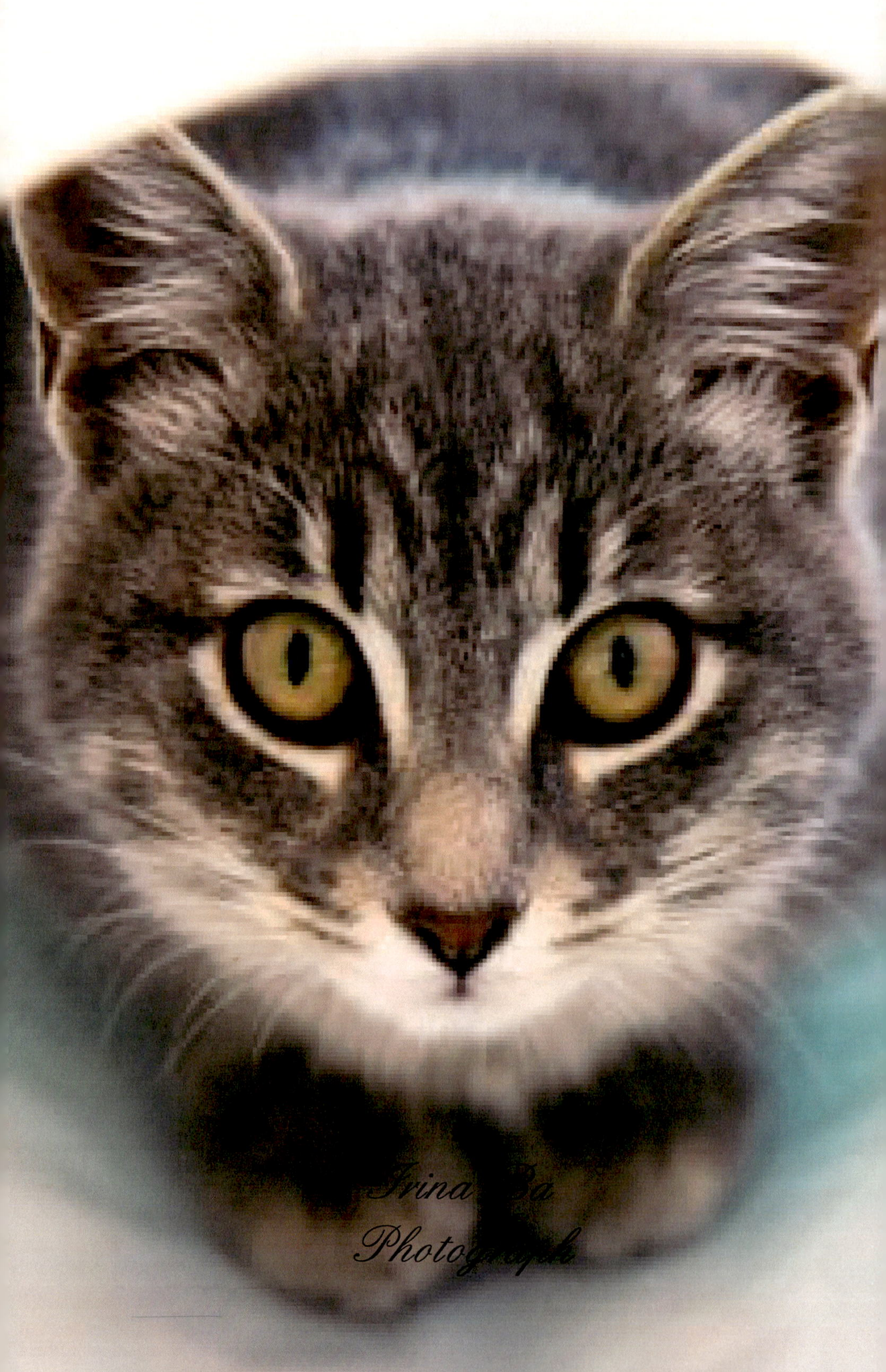
Irina Ba
Photograph

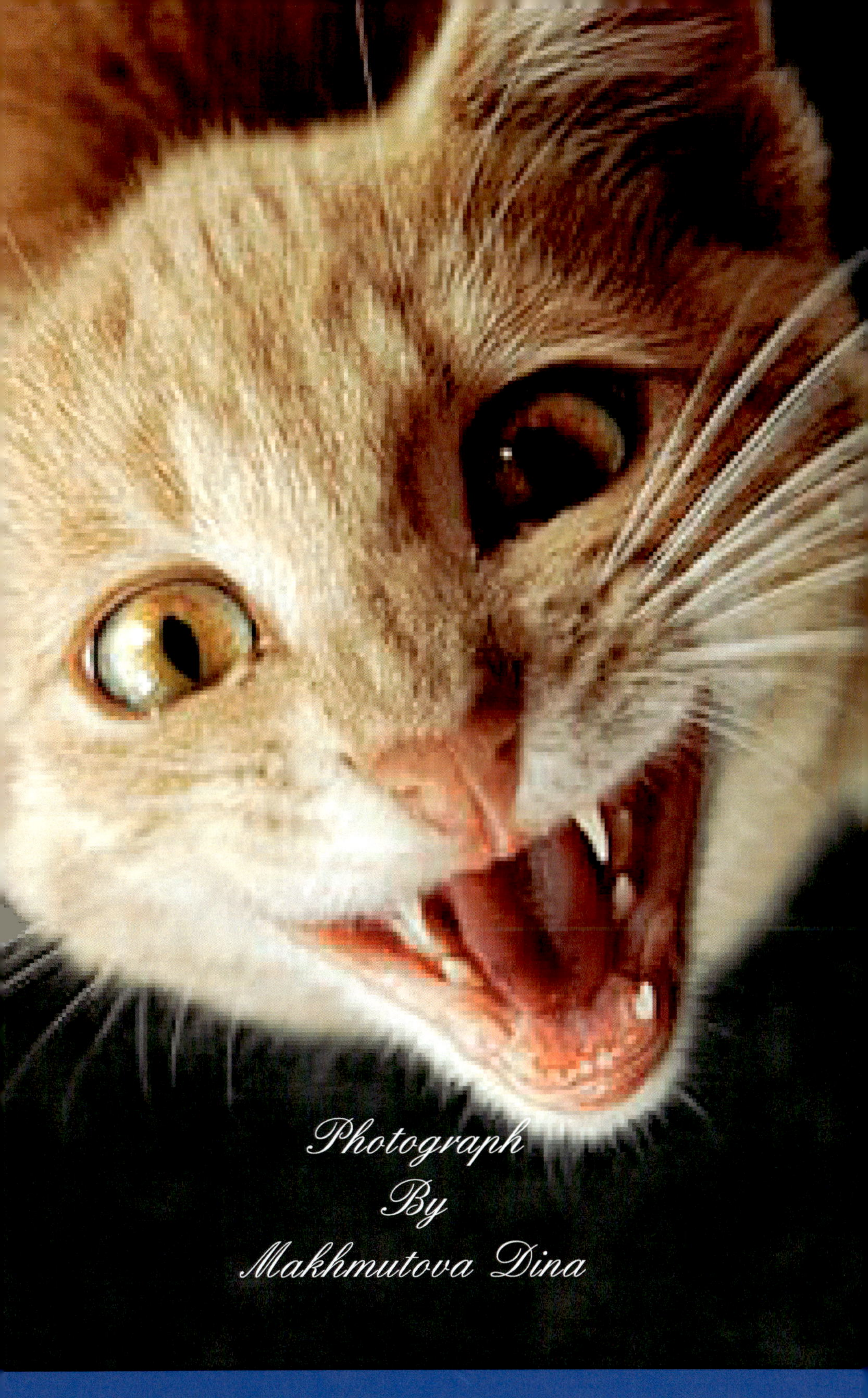
Photograph
By
Makhmutova Dina

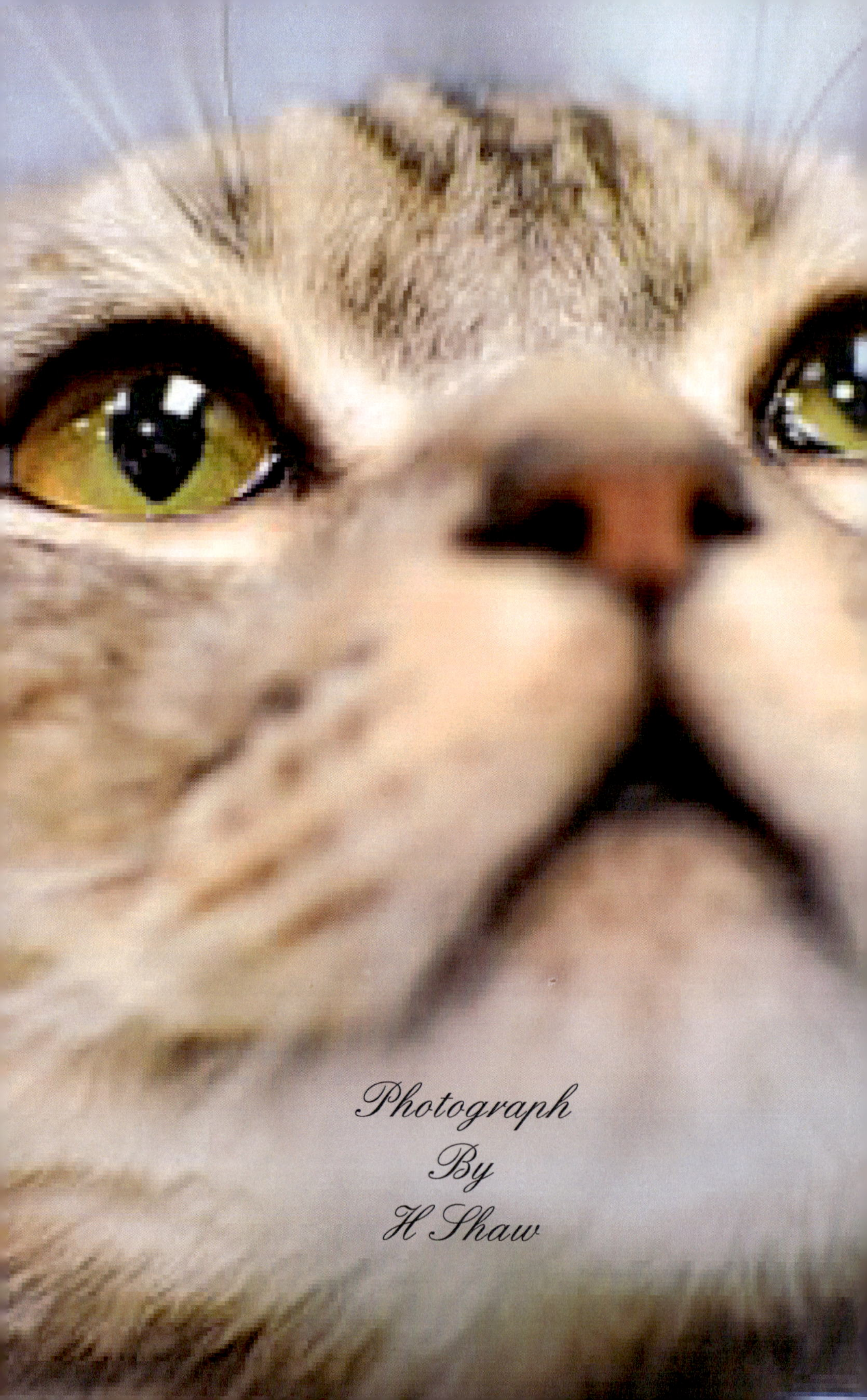
Photograph
By
H Shaw

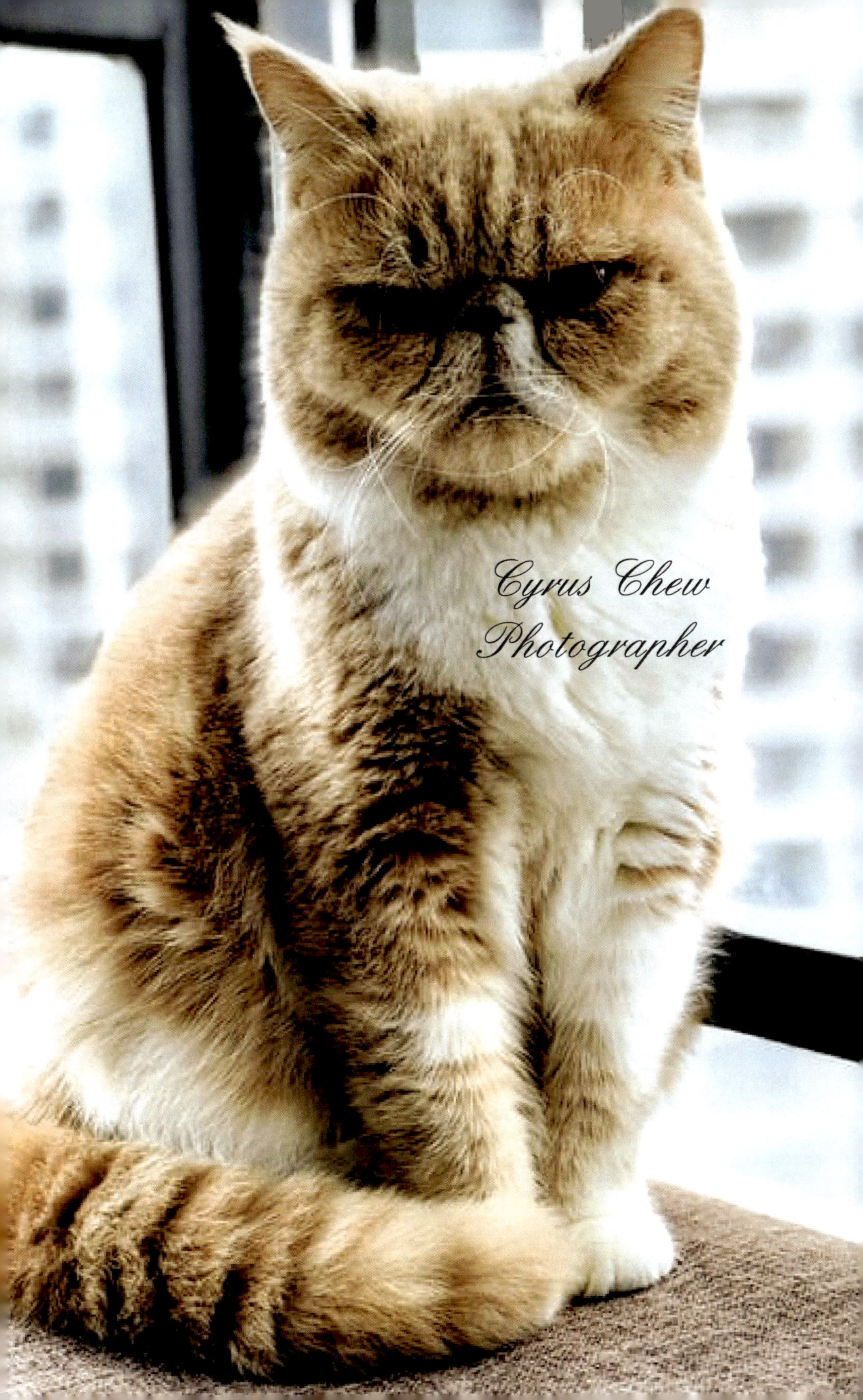
Cyrus Chew
Photographer

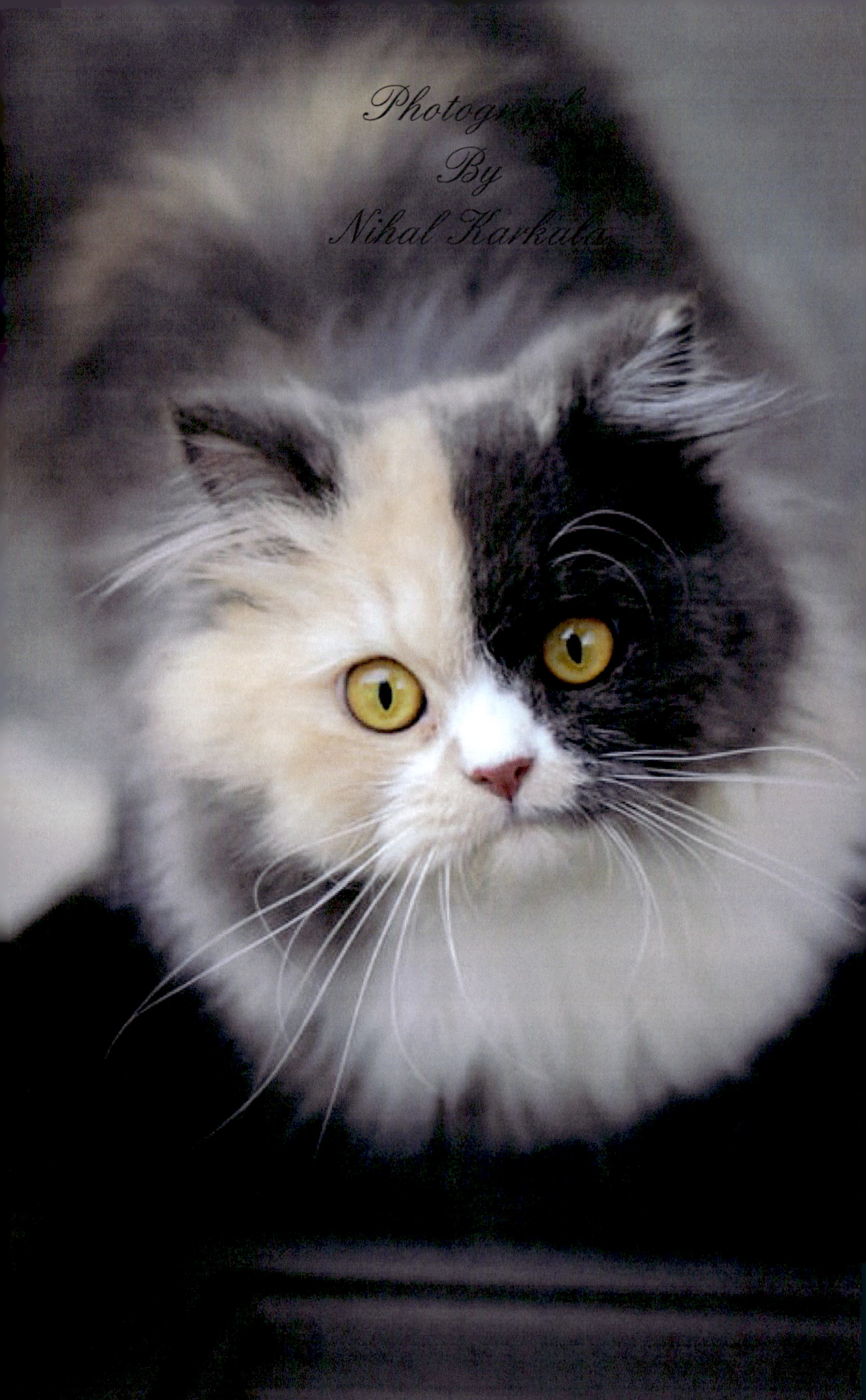

Photograph
By
Nihal Karkula

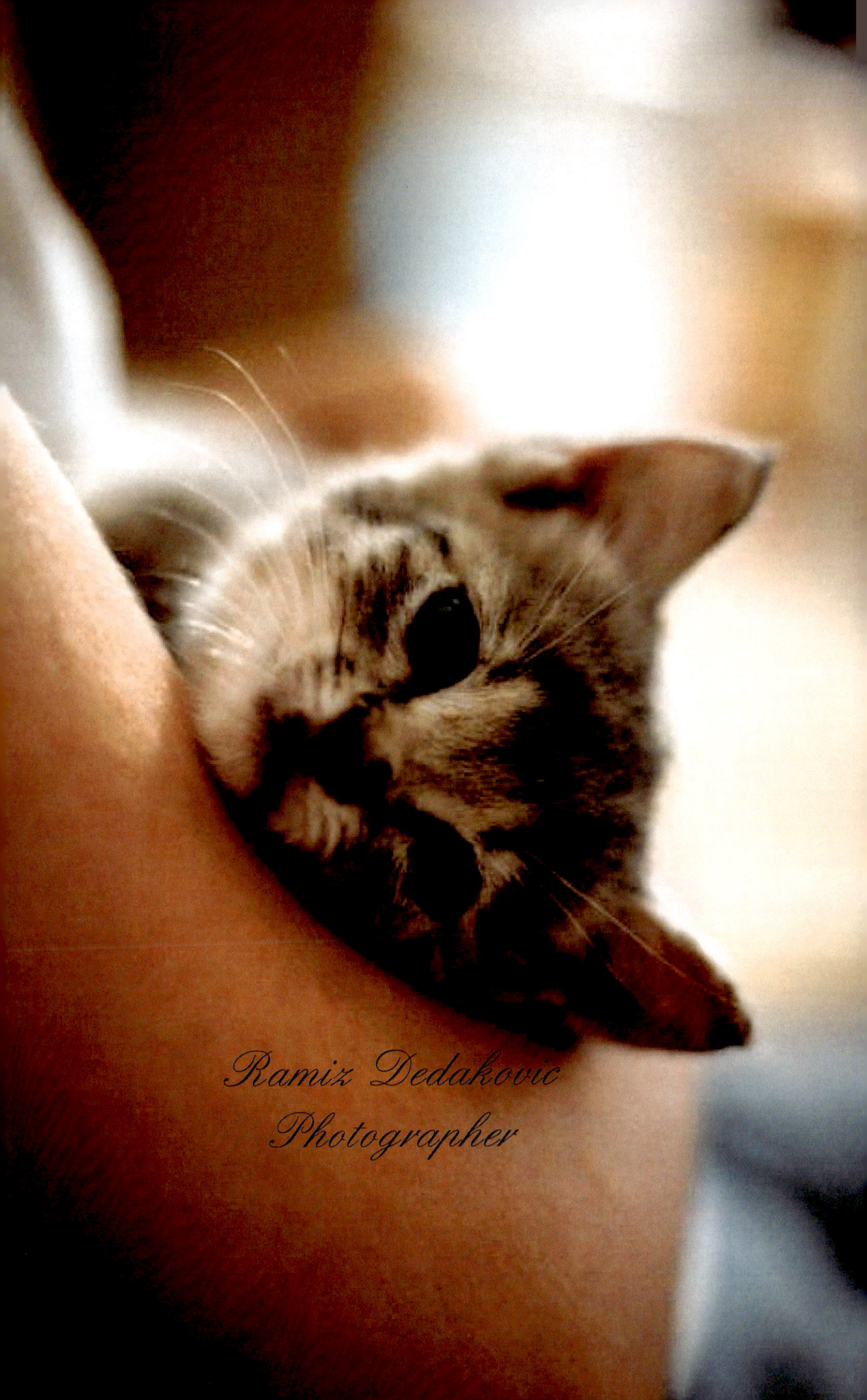
Ramiz Dedakovic
Photographer

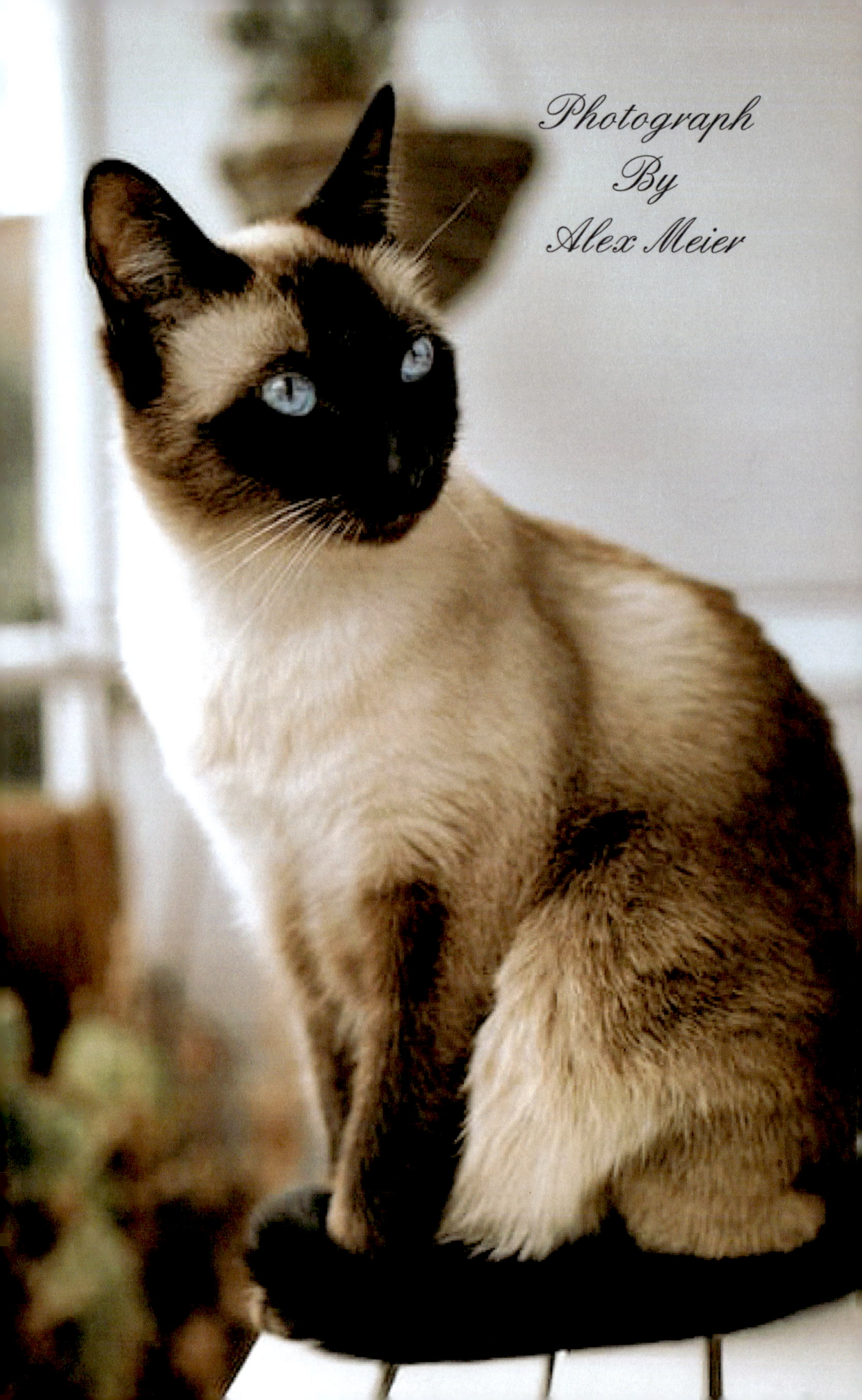
Photograph
By
Alex Meier

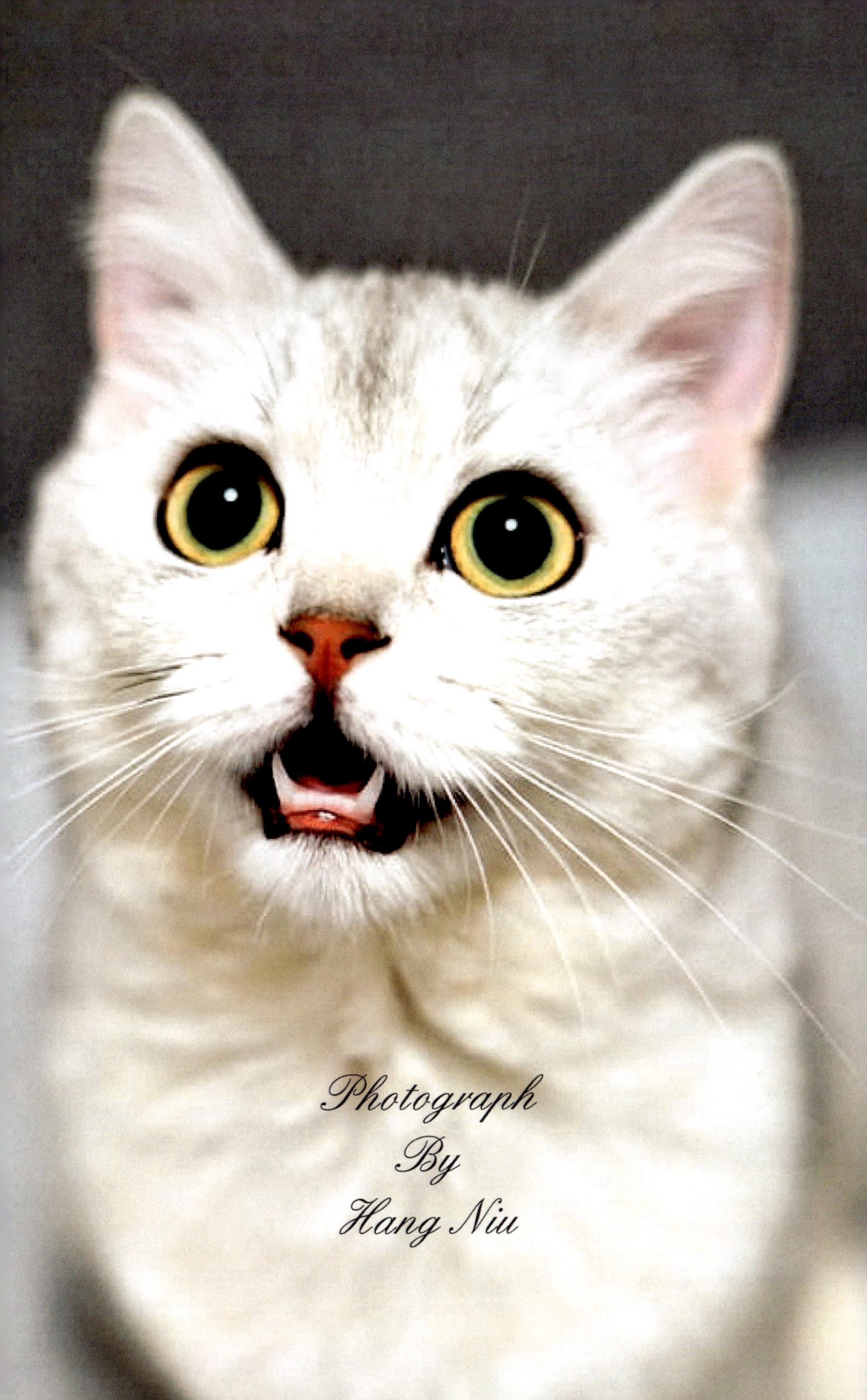
Photograph
By
Hang Niu

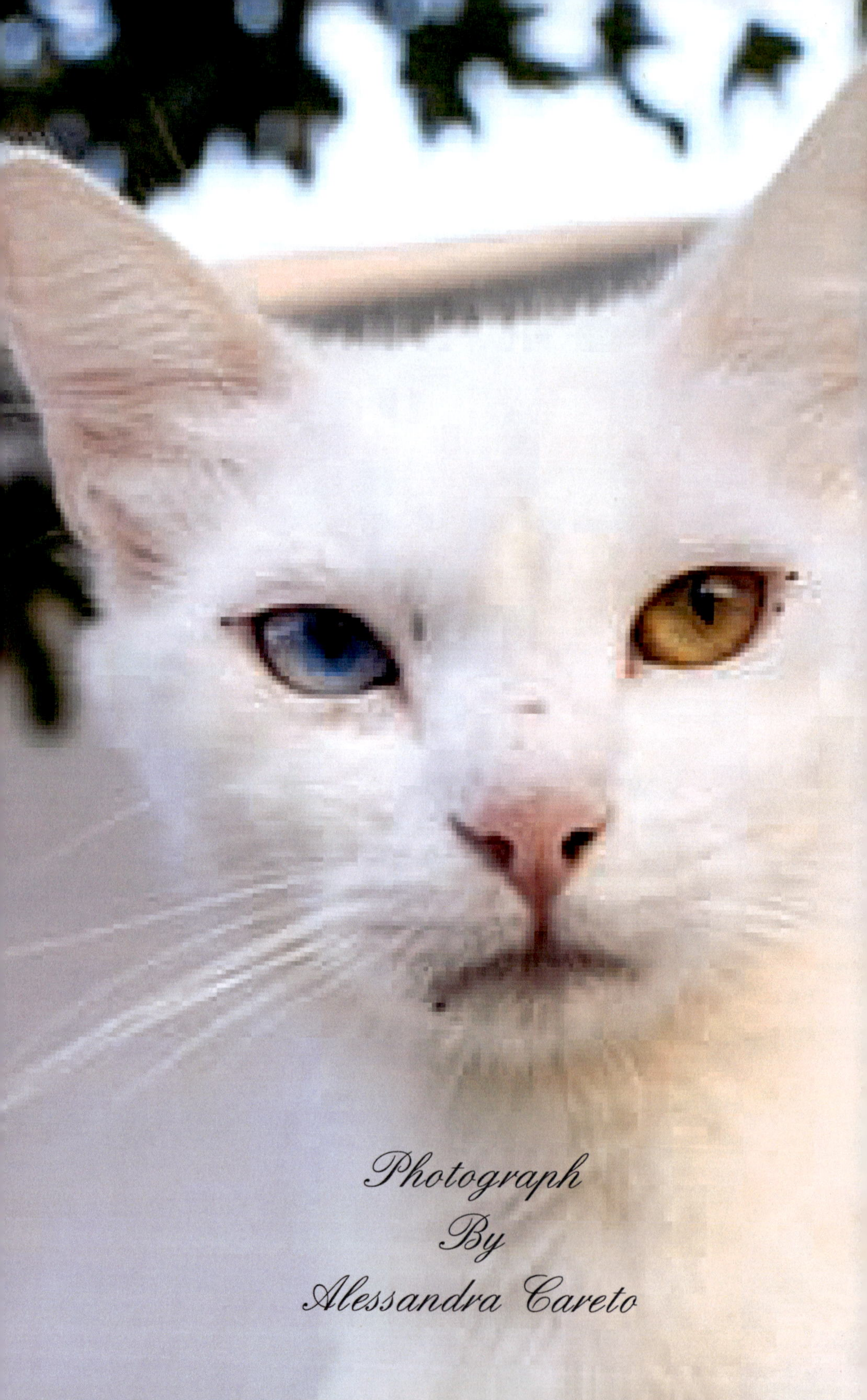
Photograph
By
Alessandra Careto

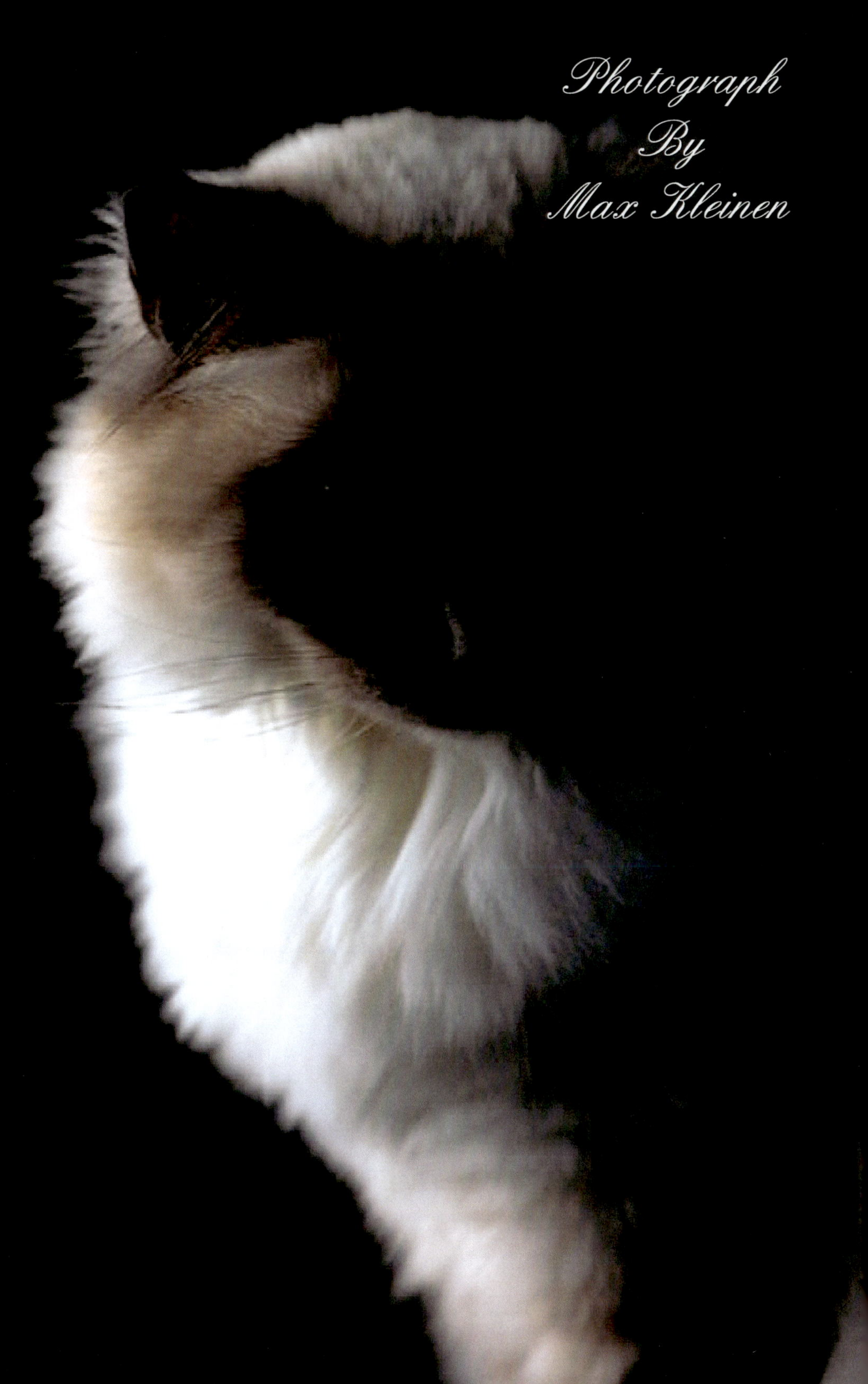
Photograph
By
Max Kleinen

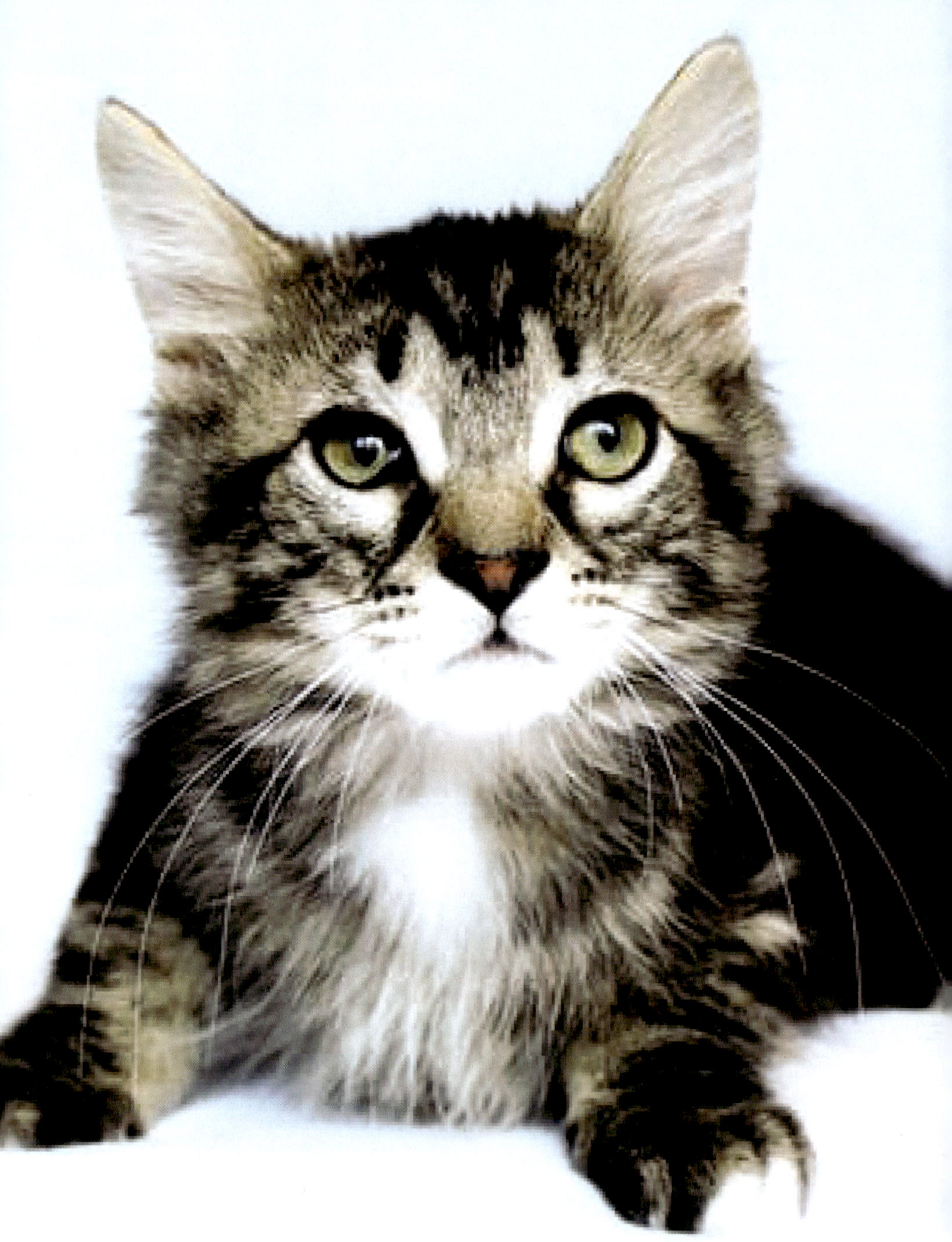

The Lucky Neko
Photographer

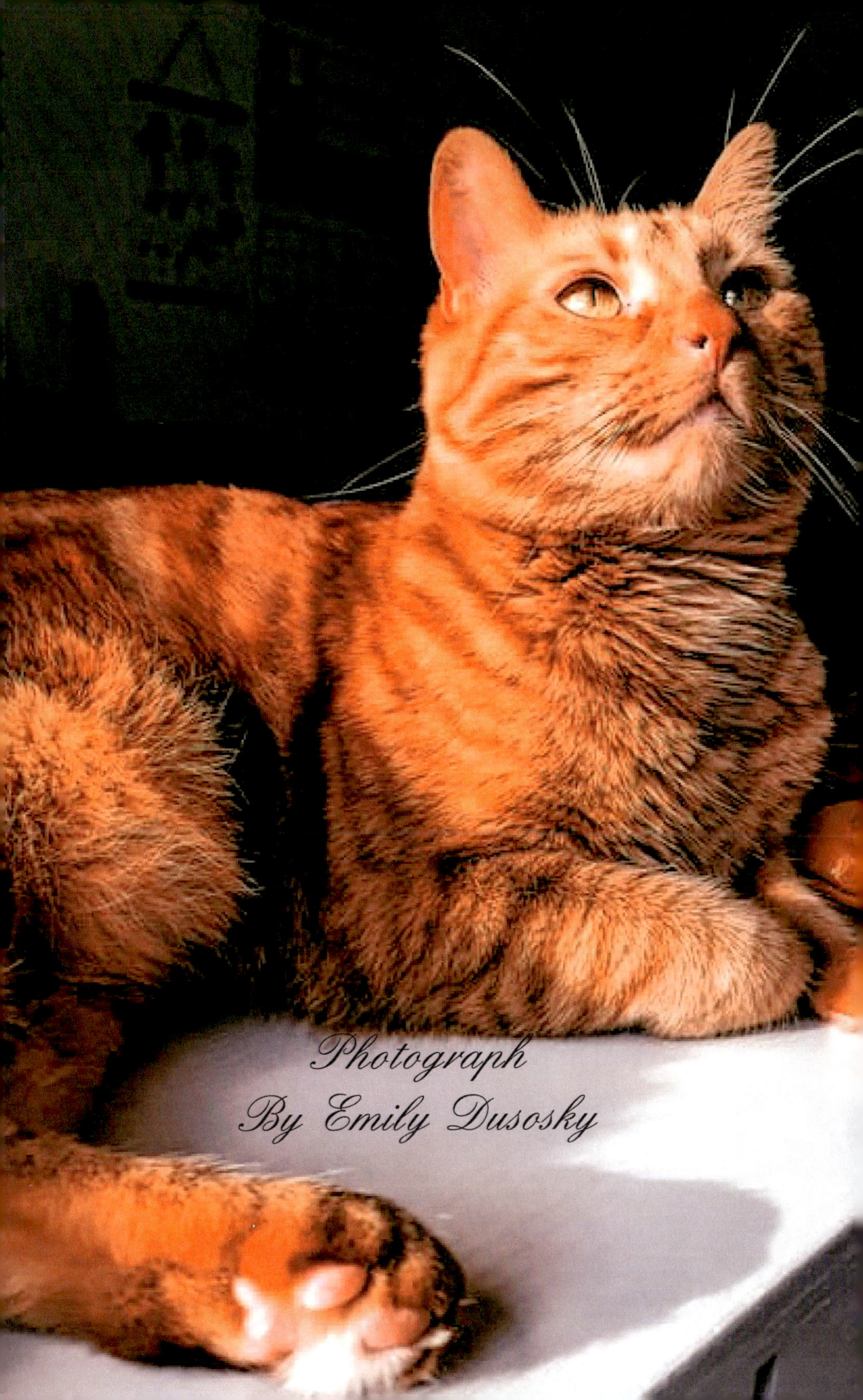
Photograph
By Emily Dusosky